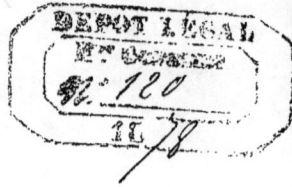

LES ÉMISSIONS SANGUINES

LES TONIQUES ET LES ANTIPHLOGISTIQUES

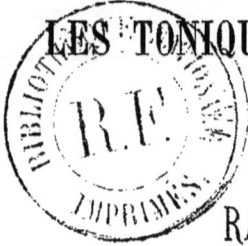

RAPPORT SUR LE GRAND PRIX

1878

DE LA SOCIÉTÉ DE MÉDECINE, CHIRURGIE ET PHARMACIE
DE TOULOUSE

PAR

Le Dr JOUGLA

Membre résidant

Médecin des hôpitaux de Toulouse

TOULOUSE

IMPRIMERIE DOULADOURE

Rue Saint-Rome, 39

1878

Extrait du Compte rendu des Travaux de la Société de Médecine, Chirurgie et Pharmacie de Toulouse.

LES ÉMISSIONS SANGUINES

LES TONIQUES ET LES ANTIPHLOGISTIQUES (1)

A la fin de la dernière période décennale, le médecin qui, soucieux d'entendre les savantes leçons des maîtres de la science, eût dirigé ses pas vers l'hôpital de la Charité de Paris, aurait pu assister à un singulier spectacle : les deux chaires de clinique appartenant à la Faculté, dans cet établissement, étaient occupées par deux hommes éminents, qui professaient sur un point capital de doctrine et de pratique des opinions diamétralement opposées.

L'un, illustre entre tous, auteur de grandes découvertes qui rendent son nom à jamais immortel, traitait toutes les inflammations viscérales par une méthode qui lui était propre, et pour laquelle il avait, dès longtemps, soutenu d'ardentes luttes, la méthode dite des saignées coup sur coup.

L'autre, travailleur infatigable, principal auteur d'un de ces grands ouvrages didactiques qui sont comme des monuments élevés à l'art de guérir, esprit mordant, professeur disert, ne laissait passer aucune occasion de s'élever, dans ses leçons à l'amphithéâtre ou dans ses conférences au lit du malade, contre cette pratique des saignées coup sur coup

---

(1) Rapport présenté au nom d'une commission composée de MM. Ripoll, *président*; Giscaro, Janot, Jules Delaye, Bonnemaison, Armiéux; Jougla, *rapporteur*.

qu'il dénonçait dans les termes suivants : « Celui qui le
» premier a osé porter la lancette sur les veines de son
» semblable, pour lui tirer une grande quantité de sang,
» a été réellement bien audacieux. Il est venu jeter, sans
» le savoir, une grave et profonde perturbation dans
» l'organisme entier, et, au lieu de créer un agent réel de
» la médication antiphlogistique, capable de modérer, de
» régler, sinon d'arrêter les actes de l'inflammation, il n'a
» fait que troubler les actes physiologiques et dynamiques
» de l'économie. » (*Pathologie interne*, tome 4, page 260.)

A cette même époque, les grands maîtres de la génération médicale existante achevaient dans une retraite stu-
dieuse et entourée de tous les respects, une longue carrière
entièrement consacrée à la pratique et à l'enseignement.
Andral et Louis déjà éloignés par l'âge, l'un de la Faculté,
l'autre de l'Académie de médecine, continuaient, par les
encouragemeuts qu'ils prodiguaient à la jeunesse, la mis-
sion que tous deux avaient si brillamment accomplie sur
des scènes différentes. Trousseau, l'élève reconnaissant du
modeste Bretonneau, se mourait rongé par un mal affreux
dont, mieux que personne, il connaissait les terribles effets
et toute l'incurabilité; mais, sans cesse présent à la Faculté
comme à l'Académie par ces jeunes lieutenants de la pha-
lange de l'agrégation, l'éminent clinicien se plaisait à
suivre de sa douloureuse retraite le mouvement qu'il avait
si puissamment contribué à imprimer à la science. Grisolles,
enfin, frappé dans sa belle et sereine intelligence, à la
façon du soldat blessé au champ d'honneur, c'est-à-dire en
pleine séance de l'Académie de médecine qu'il présidait,
ne retrouvait quelques éclairs de ses solides facultés intel-
lectuelles qu'au souvenir de sa vie médicale, quand il avait
près de lui son gendre, autrefois son disciple, alors son
ami, aujourd'hui son continuateur.

Tous ces vaillants champions maintenant couchés dans la

tombe avaient pris part à la grande lutte engagée contre la doctrine de Broussais, et sous leurs coups répétés l'édifice du grand réformateur s'était écroulé; cette lutte se continuait pourtant dans un même hôpital entre les professeurs que je signalais plus haut et que vous avez tous nommés : entre Bouillaud et Monneret.

Mais ce serait une grave erreur que de croire si récente la discussion entre les partisans et les adversaires de la saignée; elle remonte en effet aux premiers âges de la médecine. Dès le début, autant du moins que nous pouvons en juger par les témoignages qui subsistent encore d'une époque aussi reculée, les écoles de Cos et de Cnide entraient en lutte à ce sujet; la première, avec Hippocrate, vantait ce moyen comme une panacée, et le père de la médecine n'hésitait pas à saigner jusqu'à l'anémie la plus prononcée un malade qui « éprouvait quand il était à jeun » de violents gargouillements et de la douleur dans le » ventre. » —« Il prit des vomitifs et des purgatifs de toute » espèce sans soulagement aucun, continue Hippocrate » saigné tour à tour à chaque bras, jusqu'à devenir exsangue » (εζαιμος) il fut soulagé et son mal le quitta. » Une semblable pratique eût trouvé, même avant notre époque, peu de partisans; elle était combattue déjà à son origine par l'école de Cnide dont les représentants Chrysippe, le prôneur, au dire de Pline, des grandes vertus du chou, et Erasistate partageaient la même haine contre la saignée.

Plus tard, Gallien et Celse, l'un et l'autre partisans des émissions sanguines, exercèrent leur influence sur tout le moyen âge, en sorte qu'il faut arriver jusqu'à la découverte de l'imprimerie, ou même jusqu'à Van Helmont, pour trouver des témoignages certains sur cette question.

Un article publié récemment dans le *Dictionnaire encyclopédique des sciences médicales*, par M. Bertin, a retracé, en quelques lignes et avec un rare bonheur d'expressions, cette longue querelle entre les partisans et les adversaires de la saignée.

Nous n'essayerons pas, après le savant professeur agrégé de la Faculté de Montpellier, de retracer le tableau de ces vives polémiques, si animées parfois, trop animées même, car elles ont servi bien plus la satyre que la pratique de la médecine.

Si Riolan et Wilis, très-prodigues l'un et l'autre du sang de leurs malades, si le spirituel Guy Patin, qui saignait trente-deux fois son confrère Mautel pour une fièvre continue, et n'hésitait pas à s'infliger ce terrible traitement en se faisant pratiquer sept fois la même opération pour un rhume; si le pompeux Chirac, si tant d'autres enfin n'avaient eu pour passer à la postérité que leur pratique médicale sur ce point, il est fort probable que l'histoire ignorerait leurs noms, malgré les anathèmes lancés contre eux par Portius, Grangier, de Courcelle et Guy de la Brosse, qualifiant de « pédants sanguinaires » et même d'assassins les partisans de la saignée.

Du reste, il faut bien le remarquer, tous les auteurs, quels que fussent leurs sentiments à cet égard, avaient des opinions plus systématiques que basées sur de bonnes raisons; de part et d'autre on s'appuyait sur des faits, mais rien ne montre mieux que cette divergence combien les observations, même prises avec cette fidélité qu'il n'est pas rare de trouver dans les écrits des anciens, sont impuissantes à fixer la thérapeutique quand une interprétation rationnelle, basée sur une anatomie exacte, sur une physiologie exempte d'hypothèses erronées, et sur une pathologie rigoureuse, fait entièrement défaut. Voilà pourquoi les discussions du siècle dernier ont été stériles au point de vue de la pratique rationnelle de l'art de guérir; voilà pourquoi aussi c'est seulement dans la seconde moitié de notre siècle que cette question a été, sinon définitivement jugée sur tous les points et dégagée de toute incertitude, du moins plus nettement précisée et plus sainement appréciée qu'à aucune autre époque.

C'est qu'en effet les sciences médicales ont fait de nos jours d'immenses progrès. Soumise, jusqu'à la fin du siècle dernier, à toutes les vicissitudes que lui imprimaient les hypothèses d'observateurs impuissants à expliquer rationnellement les faits, la médecine n'a commencé son évolution actuelle que longtemps après Harvey et la découverte de la circulation. Quatre noms résument les nouvelles destinées ouvertes alors à la science ; ce sont ceux de Portal, auquel on doit la formation en corps de doctrine des données éparses dans divers auteurs sur les lésions des organes, c'est-à-dire l'anatomie pathologique ; de Corvisart, le propagateur de la percussion, découverte, il est vrai, par Avenbrugger, mais passée presque inaperçue jusqu'au savant auteur de « l'*Essai sur les maladies organiques du cœur et des gros vaisseaux;* » de Laënnec, l'inventeur de l'auscultation médiate ; de Magendie, créateur de la médecine expérimentale. A ces hommes éminents qui ont successivement occupé la chaire de médecine du Collége de France, joignons Bichat, le fondateur de l'anatomie générale ; Cruveilhier, digne continuateur de Portal dans l'étude de l'anatomie pathologique ; enfin, l'illustre Claude Bernard, dont la science pleure la perte récente ; et nous aurons un tableau fidèle du faisceau qui unit la science actuelle à celle du siècle précédent, et caractérise la médecine scientifique, basée sur les données positives, rejetant les vaines hypothèses pour s'en tenir à l'observation rationnelle.

Ces maîtres illustres, qui ont fait faire à la science ce progrès capital et l'ont engagée résolûment dans la voie qu'elle suit aujourd'hui, n'étaient que les continuateurs d'une œuvre déjà préparée par les savants qui les avaient précédés. Car si les luttes ardentes soutenues par leurs aînés montraient aux nouveaux venus l'inanité des anciennes théories, elles leur fournissaient aussi les premiers matériaux des nouvelles recherches ; et ainsi notre époque se relie manifestement à celles qui l'ont précédée, constituant de la sorte cette longue chaîne de la tradition médicale qui remonte jusqu'aux premiers âges de l'humanité. On peut dire même que nulle science ne montre mieux que la clinique à quel point les doctrines modernes, même en apparence les plus récentes, relèvent pour une part des travaux antérieurs dont elles ne sont que la continuation et auxquelles elles se rattachent par un lien insensible, facile à suivre pourtant quand on applique à cette recherche un esprit dépourvu de parti-pris et un jugement impartial.

La clinique, en effet, est la médecine tout entière ; elle résume l'ensemble de la science, puisqu'elle a pour but la connaissance et le traitement des maladies. Connaître une maladie, quelque sens du reste que l'on donne à ce dernier mot, n'est-ce pas en apprécier l'étiologie, l'anatomie et la physiologie pathologiques, les symptômes et les signes, la marche enfin ? Et pour la traiter ne faut-il pas rapprocher les indications pathologiques et les divers agents qui constituent la médication ?

Or, si la science moderne a dû, pour faciliter les progrès de la médecine, fragmenter des études si complexes ; si chaque observateur a porté plus spécialement son attention sur une des branches de cet arbre des connaissances médicales, qui ne voit qu'au lit du malade, cette division n'ayant plus de raison d'être, le médecin a été forcé de reconstituer, pour chaque cas donné, ce que l'analyse avait divisé, et d'adapter par conséquent les connaissances théoriques du moment aux nécessités de la pratique qui sont et ont été toujours les mêmes ?

Toute modification en cette matière se fait lentement, et c'est en vain que l'on chercherait dans la clinique quelque chose qui ressemble à une révolution brusque dans ses causes et dans ses effets. Sans doute, quelques réformateurs, doués de facultés brillantes, se croyant en possession d'une théorie parfaite, ont voulu révolutionner la science, et, par leur enseignement, par leurs livres entraîner la conviction et dominer la pratique. Quel talent d'exposition, quelle force d'énergie, quelle violence même n'a pas apporté dans cette tâche le plus célèbre de ces réformateurs, le professeur Broussais ! On sait ce qui survit de son œuvre : la constatation de l'immense erreur dans laquelle était tombé l'auteur de la médecine dite physiologique.

Mais cette erreur même a eu sur la science une influence décisive ; elle a éloigné pour longtemps toutes les systématisations absolues, et, en ramenant la clinique vers l'observation, elle a servi la cause de la vérité si bien que la pratique basée sur les idées de Broussais, même modifiées, paraît aujourd'hui un pur anachronisme et comme l'écho attardé du bruit que fit à son apogée le système de l'irritation.

Ainsi cette révolution est venue échouer contre l'observation, et l'évolution lente de la médecine a poursuivi sa marche ; elle a levé successivement les voiles qui cachaient la vérité et permis au praticien de pénétrer plus avant dans la connaissance de la maladie, d'abord en élucidant les questions qui se rattachent à l'organe malade par l'anatomie pathologique, puis en armant le diagnostic de moyens nouveaux et précieux à ce point que la médecine rationnelle semble ne dater que de leur découverte ; enfin en portant l'attention sur les états généraux, diathésiques ou non, qui impriment à une même maladie des physionomies si particulières.

Telles sont les étapes que la clinique a parcourues dans le siècle actuel et plus particulièrement dans les cinquante premières années. Les hommes dont nous citons plus haut

2

les noms à jamais illustres ont largement contribué à ces
progrès successifs, car ils se sont faits les champions de
ces doctrines sur lesquelles repose la médecine actuelle.

Est-ce à dire pourtant que nous soyons, grâce à leurs
découvertes, en possession de la vérité tout entière? La
médecine se trouve-t-elle aujourd'hui constituée de toute
pièce, et ne reste-t-il à la génération présente qu'à mettre
en pratique un ensemble de données claires, précises et
désormais certaines qui ne laisseraient rien à l'investiga-
tion et à l'observation?

Certes, il est bien loin d'en être ainsi. Non, il faut le dire
bien haut, tout n'est pas éclairci dans cette science de
l'homme qui semble infinie; bien au contraire, les travaux
de nos devanciers nous ont à peine introduits dans la
voie qui doit nous conduire peu à peu à la vérité. Mais
d'ores et déjà les résultats acquis sont assez appréciables
pour pouvoir être notés dans les diverses branches de la
clinique, et c'est un de ces points que la Société de médecine a choisi quand elle a proposé la question qui sert de
sujet de concours pour le grand prix de l'année actuelle : en
restreignant même cette étude à ce qui regarde la médication antiphlogistique, votre Compagnie portait le débat sur
la partie la plus intéressante de cette grande question.

En effet, si le commencement de l'abandon des émissions
sanguines dans le traitement rationnel des phlegmasies
date du déclin de la doctrine de Broussais, la réaction qui
s'est produite à cet égard a bientôt dépassé le but et, par
une tendance naturelle de l'esprit humain, les exagérations
des partisans de la saignée ont amené pendant quelque
temps une systématisation aussi absolue de la part de leurs
adversaires. Mais cette période de réaction tend aujourd'hui
à faire place à une pratique plus exacte, qui maintient les
antiphlogistiques au rang qu'ils méritent dans le cadre de
la thérapeutique clinique, et fait à la saignée une part

moins grande assurément qu'autrefois, moins restreinte cependant que ne le voulaient, naguères encore, ceux que les abus avaient frappés au point de ne leur laisser voir que les dangers d'un moyen d'action qui, mieux réglé dans son emploi, plus exactement précisé dans ses indications, peut rendre de grands, parfois même d'immenses services à la pratique rationnelle, scientifique de l'art de guérir.

Nous allons, du reste, par l'analyse des Mémoires, entrer dans le détail de cette grande question.

La Société de médecine, chirurgie et pharmacie de Toulouse avait limité et précisé le sujet dans les termes suivants :

« Quels sont les motifs qui, dans les derniers temps, ont » fait abandonner les émissions sanguines dans le traite- » ment de la plupart des maladies? La tendance à substi- » tuer les toniques aux antiphlogistiques est-elle jus- » tifiée? »

Neuf auteurs ont répondu à votre question par des Mémoires d'une étendue et d'une valeur inégales, mais qui tous dénotent de bonnes études, et surtout une réelle préoc- cupation de se tenir au courant de la science, de réfléchir sur les problèmes qu'elle pose, et de se former une opinion sur des sujets où, quelle que soit l'autorité des maîtres, le « *jurare in verba magistri* » n'a pas plus de raison que la quiétude placide de ceux qui se laissent bercer par une suprême indifférence et répondent à tout par des apho- rismes ou des apophthegmes.

Votre Commission a consacré vingt-deux séances à l'exa- men de ce concours; elle a lu tous les Mémoires, en a discuté les termes et les conclusions, revenant parfois sur les parties qui demandaient une nouvelle étude.

Les Mémoires portant les numéros 1, 3, 5 et 9 peuvent

être réunis dans un même groupe : tous, en effet, n'ont traité la question que partiellement, et, quel que soit le mérite de ces travaux, la Commission a regretté la limitation du sujet.

Le n° 1 porte pour devise ces mots : « *Scribo in aere meo;* » il est composé de cinquante pages, toutes, moins la dernière, consacrées à la première partie de la question. Voici en quels termes l'auteur traite la seconde :

« Reste le second terme : « La tendance à substituer les » toniques aux antiphlogistiques est-elle justifiée ? » L'étude » détaillée que j'ai faite de la nature adynamique des mala- » dies pendant les quinze dernières années me semble la » réponse la plus rigoureuse à cette partie de la question : » pour ne pas l'admettre ainsi, il faudrait révoquer en » doute l'aphorisme si véridique d'Hippocrate : « *Naturam* » *morborum ostendunt curationes.* »

La Commission a pensé, Messieurs, que cette synthèse des deux termes énoncés séparément par vous ne remplissait pas le programme proposé, et, sans discuter si l'aphorisme d'Hippocrate, cité par l'auteur du Mémoire, n'était pas l'un de ceux que la médecine moderne peut le moins accepter au pied de la lettre, si même il ne constituait pas une négation de la question posée, elle n'a pas cru pouvoir classer ce Mémoire à un rang utile.

Le début de ce travail avait très-favorablement impressionné votre Commission. En quelques pages fort bien écrites, l'auteur analyse rapidement les grandes discussions qui ont eu lieu dans diverses Sociétés savantes, donne très-exactement la caractéristique vraie du débat et établit son importance ; malheureusement, le même procédé sommaire se trouve appliqué à d'autres parties plus capitales, par exemple, à l'étude des données anatomiques et physiologiques de la science moderne, et aussi à la clinique, ce qui constitue tout autant d'insuffisances graves dans ce Mémoire.

La partie originale, celle qui explique le choix de la devise et donne très-exactement la mesure des réflexions familières à l'auteur, est celle où sont mis en parallèle l'état, les modifications de l'air extérieur et la constitution médicale régnante dans le pays où l'auteur exerce la médecine. Cette étude embrasse la période comprise entre les années 1863 et 1877 ; elle est très-détaillée pour les premières, plus écourtée pour les autres, le temps ayant manqué à l'auteur, il le dit lui-même, pour les developpements que comportait ce sujet.

Bien que l'*aere meo* de l'auteur soit peut-être un peu restreint et dans les conditions de climat spéciales et essentiellement variables, puisqu'il s'agit d'un pays montagneux, votre Commission a pensé que cette partie du Mémoire nº 1 méritait de sincères éloges pour l'étude des constitutions médicales qui y est faite par un praticien consciencieux ; votre Commission engage l'auteur à continuer ses patientes recherches et ses judicieuses observations, qui lui fourniront d'excellents matériaux pour ses travaux ultérieurs, mais qui, prises isolément, ne sauraient appuyer l'abandon des saignées, abandon très-approuvé par l'auteur.

Les mêmes conclusions sur l'insuffisance du travail peuvent s'appliquer au Mémoire nº 3, qui porte pour devise : *Quorum pars aliqua fui*. Vingt pages sont consacrées à l'étude de la double question, et une seule traite des toniques dont l'auteur approuve l'usage. Cependant, la condamnation des saignées est loin d'être absolue ; le praticien très-expérimenté qui a résumé pour la Société de médecine les renseignements d'une carrière commencée en 1839, sous le règne, par conséquent, de la saignée, déclare avoir renoncé peu à peu à ce moyen, dont il maintient cependant l'emploi contre quelques maladies, le rhumatisme articulaire notamment. Les raisons de cette conduite ne sont pas suffisamment exposées dans ce travail, où l'auteur a fait preuve d'un excellent esprit et d'une érudition qui lui eût rendu faciles les développements que comportaient la question, trop écourtée pour des raisons que nous ignorons.

Le Mémoire n° 5 ne traite pas non plus la question de l'emploi des toniques; en revanche, l'auteur semble très-partisan de la saignée. Malgré de nombreux détails, développés trop longuement et empruntés à des données personnelles mal précisées, l'insuffisance de ce travail est manifeste; il porte, du reste, dans la rédaction comme dans la copie, plus d'une trace de la hâte avec laquelle il a été écrit.

Ce Mémoire a pour devise le mot attribué à Ambroise Paré : « Je le pançay, Dieu le guarist », et il semble consacré à développer cette notion, que la science n'est pas plus avancée aujourd'hui que la chirurgie ne l'aurait été du temps du médecin de Charles IX, si le mot qu'on lui prête avait eu une portée réellement scientifique.

Le Mémoire n° 9 a pour devise cette citation de Châteaubriant : *Mon père ne croyait pas aux médecins; il croyait aux charlatans. Un marchand d'orviétan faillit m'empoisonner.* Cette singularité est expliquée par les dernières pages du Mémoire, où on traite de l'emploi des toniques, non sans s'élever avec énergie contre l'esprit mercantile qui préside à la production des spécialités, des vins de quinquina notamment, si bien accueillis... à la quatrième page des journaux. L'auteur s'excuse, du reste, du mauvais état dans lequel il envoie son Mémoire, dont l'écriture est, en effet, fort difficile à lire, et de l'insuffisance pro-

bable du fond ; mais il déclare avoir voulu faire œuvre de
zèle et de bonne volonté, et les quelques lignes de préface
placées en tête de ce Mémoire ne pouvaient manquer, par
leur franchise, d'impressionner favorablement les membres
de votre Commission.

Si nous laissons de côté une bibliographie très-étendue
de la question, mais qui s'arrête, on ne sait pourquoi, au
travail sur l'hématologie pathologique d'Andral (1843), et
remonte jusqu'en 1522, nous trouvons deux parties plus
développées : l'une où l'auteur s'efforce de démontrer
« que la constitution médicale de notre époque, sans être
» exclusivement inflammatoire, comporte l'usage des
» émissions sanguines »; l'autre, intitulée : *Des indications
des émissions sanguines tirées de la composition élémentaire des
maladies.* C'était là, dans un cadre peut-être un peu trop
restreint, l'exposé d'un plan qu'il eût été important de développer, d'autant plus que l'auteur se prononce résolûment
pour les saignées générales et locales. Il appuie cette opinion sur un certain nombre d'observations, malheureusement fort incomplètes et peu concluantes, qui ne sauraient entraîner la conviction, ni engager à imiter une
conduite qui consiste à saigner dans toutes les maladies,
mais sans préciser les indications, ni tenir un compte suffisant des données fournies à cet égard par la science
moderne et que nous retrouverons dans les travaux
suivants.

Tels sont, Messieurs, les quatre Mémoires que votre
Commission a réunis, à cause des analogies nombreuses
qu'ils présentent et malgré les différences qui les distin-
guent. Les auteurs, dont votre question, par sa haute
portée et l'intérêt qu'elle présente, est venue tenter les
efforts, ont pris un point particulier, et chacun d'eux vous
a exposé, avec une sincérité frappante et une bonne foi

parfaite, des opinions divergentes peut-être sur plus d'un point, mais qui avaient pour base principale moins des vues théoriques que des données pratiques recueillies dans un exercice de l'art de guérir accompli avec conscience et dévouement; les détails contenus dans les Mémoires le prouvent surabondamment.

C'est là le caractère, le lien commun qui unit ces travaux ; et, remarquons-le , Messieurs, nous retrouvons ici une des causes de la décadence du règne des saignées, une de celles qui, si elles n'ont pas le plus contribué à l'abandon de la thérapeutique sanglante, sont entrées pour une bonne part dans ce mouvement des sciences médicales si intéressant à étudier, non-seulement dans ses résultats, mais aussi dans ses origines. Peut-on oublier, en effet, le rôle qu'ont joué à cet égard les médecins modestes qui , les premiers, sont venus protester contre les exagérations du système de Broussais? Il y a même dans ce fait plus d'un sujet d'enseignement fécond et de réflexions fortifiantes. Qu'étaient, en effet, les fondateurs du journal qui, devançant les progrès de la science enseignée, prenait ce titre significatif : « *L'Expérience?* » De modestes praticiens dont les noms, presque inconnus alors, semblaient devoir être éclipsés par ceux des princes de la science qui remplissaient le monde médical de l'éclat de leur enseignement, souvent même de leurs diatribes violentes. Eh bien ! cette initiative vaillante a été couronnée d'un plein succès et rien n'a manqué à son triomphe, car on peut bien appeler de ce nom le retentissement si considérable, si mérité, du reste, de l'enseignement de Trousseau , qui se reliait à l'école de la petite pratique par son maître vénéré , auquel il n'a cessé de rendre jusqu'à son dernier souffle l'hommage reconnaissant de l'élève au maître, par Bretonneau, qui partagera avec lui l'immortalité due aux services qu'ils ont l'un et l'autre rendus à la science.

Comme ces hommes éminents, avec moins d'éclat peut-être, mais avec des intentions analogues, les auteurs des mémoires que nous venons d'analyser vous ont soumis les fruits de leur expérience.

Ils ont employé les rares instants de loisir que leur laisse l'art de guérir, exercé dans des circonstances aussi dures que possibles, non à se reposer de leurs fatigues, mais à méditer sur les faits soumis à leur observation, et si leurs travaux ne sont pas plus complets, c'est moins sans doute la bonne volonté que le temps et les moyens qui leur ont fait défaut. Grâces leur soient rendues pour cet excellent exemple. Si la Société de médecine ne peut, à son grand regret, récompenser comme elle le souhaiterait des efforts aussi méritants, que du moins les auteurs de ces mémoires reçoivent de vous l'hommage si justement dû au travail persévérant et fécond auquel ils ont consacré leurs courts instants de repos.

Ce rôle de la petite pratique, nous allons le trouver méconnu et passé sous silence dans les mémoires suivants qui, d'autre part, sont d'ailleurs plus complets et mieux développés.

Le mémoire nº 2 est dans ce cas; il a pour devise ces mots : « *Multa renascentur quæ jam cecidere.* »

Le travail est bien écrit; il témoigne de beaucoup de recherches et d'une érudition remarquable qui, malheureusement, occupe la moitié du mémoire par des développements intéressants, sans doute, auxquels toutefois plus de concision n'aurait pas nui.

Cependant l'auteur ne signale pas l'influence de Bretonneau, ni le rôle qu'a joué contre la doctrine de Broussais la notion, si bien mise en lumière par le médecin tourangeau, des inflammations dans lesquelles la spécificité, si elle n'est pas tout, domine du moins absolument la question

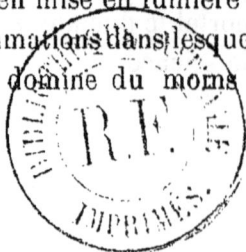

d'inflammation. Or, cette donnée introduite dans la science et reconnue vraie, que devenait la médecine dite physiologique? On sait quelle influence capitale ont eue ces acquisitions de la science révélées par Bretonneau à ses disciples, et répandues ensuite par la parole brillante de Trousseau, dont le mémoire n° 2 rabaisse singulièrement le rôle et l'importance.

Les revers éprouvés par l'école de Broussais dans le traitement des fièvres intermittentes d'Afrique, et dénoncés consciencieusement par les médecins de notre armée, n'ont pas peu contribué à la chute de ce système, et cette particularité méritait également d'être signalée dans l'exposé des causes.

Enfin l'auteur ne traite pas la question au point de vue moderne: il ne parle ni des travaux de l'école physiologique, ni des recherches hématologiques, ni des belles monographies sur la circulation en général et sur le cœur ; aussi toute conclusion positive fait-elle défaut dans ce mémoire où l'éclectisme sage et raisonné, qui est le caractère dominant de la clinique actuelle, se trouve trop vaguement indiqué, parce que les bases sur lesquelles repose cette conduite sont niées ou passées sous silence.

Le mémoire n° 4 est passible du même reproche quant aux conclusions, bien que la première partie soit extrêmement peu éclectique. Il porte pour devise ces mots de Geoffroy Saint-Hilaire : « *De toutes les choses qui vieillissent, l'erreur est la seule qui ne mérite pas d'être respectée.* »

L'auteur débute par une excellente introduction. Puis il combat un à un tous les arguments mis en avant par les partisans de la saignée, d'abord dans les fièvres éruptives, où cette pratique est aujourd'hui complétement abandonnée et ne demandait pas qu'on y insistât aussi longuement, ensuite dans les hypérémies et les congestions à propos

desquelles ce travail montre un scepticisme absolu oppo-
sant des négations formelles à des opinions qui méritaient
une discussion, et allant jusqu'à refuser une influence
quelconque aux sangsues et aux ventouses scarifiées.
Emporté par son ardeur, l'auteur, qui a pourtant la pru-
dence de s'abriter derrière de nombreuses citations de
Grisolles, montre peu de respect pour les opinions
d'autrui ; plus de modération eût mieux convenu sur ce
point, car on n'est jamais autorisé à suspecter, sans
preuves réelles, la bonne foi de personne. Ce devoir
de convenance s'impose plus rigoureusement encore quand
il s'agit d'un vieux maître dont les erreurs ne pourraient,
même si elles étaient bien démontrées, faire oublier les
immenses travaux et la longue carrière.

Après une semblable entrée en matière, on pourrait
presque dire en campagne, il semble que les conclusions
de cette première partie auraient dû être non moins radi-
cales. Mais l'auteur a compris combien une pratique absolument conforme à ses théories prêterait le flanc à la critique ; aussi, faisant preuve en cela d'un excellent esprit,
il a adouci la netteté de ses conclusions, qui en sont deve-
nues plus exactes mais aussi moins formelles, et établissent
dans toute son évidence un choquant désaccord avec les
prémisses.

La seconde partie, consacrée à l'étude des toniques, est
meilleure ; bien divisée et longuement développée, elle
embrasse dans ses détails tous les agents de cette médication.

Une pareille manière de faire avait l'inconvénient d'é-
tendre le cadre des recherches et de causer un éparpille-
ment de l'intérêt ; l'auteur a su échapper à cet écueil par
une analyse sobre des propriétés de chaque médicament et
par des citations qui montrent peut-être plus d'étude que
d'idées personnelles, mais donnent à ce travail son carac-

tère principal, celui d'un résumé bien fait des opinions qui ont cours aujourd'hui dans la science.

Le mémoire n° 7 porte une double devise. Voici la première :

> Trop de force et d'esprit s'en vont par la saignée ,
> Et pour les réparer le meilleur aliment,
> Le vin et le bouillon agissent lentement.

(Préceptes diététiques de l'école de Salerne, Jean le Milanais, Aphorisme 131.)

La seconde , empruntée au célèbre ouvrage de Broussais, intitulé « *de l'Irritation et de la Folie* » est ainsi conçue : « *Les médicaments n'agissent que sur la force nerveuse........* » *C'est par l'influence nerveuse ou l'innervation que tous les* » *mouvements vasculaires sont entretenus, ranimés, accé-* » *lérés.* »

Ce mémoire est , pour sa plus grande partie au moins, un véritable traité de la matière, et il y aurait certainement bien peu de choses à y modifier pour en faire un ouvrage qui résumerait très-bien la première partie de la question. Il est divisé en six chapitres : le premier intitulé : « *Aperçu historique sur les origines et les transformations* » *de la thérapeutique moderne,* » contient toute l'histoire de la médecine depuis les temps les plus reculés jusqu'à Claude Bernard. Bien pensé et bien écrit , ce chapitre résume parfaitement le sujet. Les citations sont empruntées aux meilleures sources et, par leur emploi , l'auteur a su éviter la monotonie en maintenant l'attention toujours en éveil.

L'étude de l'expectation considérée comme une cause d'abandon des émissions sanguines occupe le chapitre second. Une bonne division du sujet ; l'exposé des données fournies par Dietl et l'école de Vienne sur le traitement de la pneumonie par l'expectation ; une analyse des travaux de Niémeyer et de Jaccoud, résumés dans une dernière partie où sont précisées d'après ces auteurs les indications de la saignée, tel est ce chapitre pour lequel la commission n'a eu que des éloges.

Dans le chapitre III, l'auteur examine les opinions émises par plusieurs pathologistes et cliniciens sur les constitutions médicales stationnaires, et discute la question de savoir si le changement que l'on remarque entre le traitement actuel de la plupart des maladies et celui qui était suivi antérieurement ne tient pas à une profonde modification survenue dans la constitution. Le débat qui est résumé dans ces lignes a occupé bien des fois déjà les sociétés savantes ; les conclusions les plus généralement admises à cet égard ne sont pas très-formelles, et on peut dire que la question est encore à l'étude, sur quelques points au moins ; cependant la majorité des auteurs se prononce pour la négative en ce qui regarde le traitement antiphlogistique, et n'admet pas que les modifications survenues dans la constitution stationnaire soient une explication suffisante du grand mouvement qui s'est produit dans la thérapeutique. Tel est aussi l'avis développé dans le chapitre III du mémoire n° 7 où cette question, traitée longuement, à grand renfort de citations très-bien choisies, occupe la place qu'elle méritait. Peut-être l'auteur eût-il agi plus sagement en modérant un peu ses conclusions, ce qu'il aurait certainement fait, si les points encore incertains et les opinions des partisans de la doctrine opposée avaient trouvé plus de place dans une discussion à propos de laquelle tout n'a pas été dit encore.

Le chapitre suivant est intitulé : « Motifs de l'abandon » des émissions sanguines tirés des progrès de l'anatomie » et de la physiologie pathologiques ainsi que des progrès » de l'hématologie. » L'énoncé du sommaire suffit à faire

voir l'importance de ce chapitre, qui contient en effet
la partie principale de l'œuvre que nous analysons et
touche à tant de points que cette multiplicité même était
un grand écueil pour l'exposition. L'auteur a su l'éviter,
et en une trentaine de pages écrites d'un style serré, entre-
mêlées de citations, se trouvent condensées : — 1° les données acquises par la physiologie et notamment l'œuvre de
Claude Bernard ; — 2° les conquêtes de l'histologie nor-
male et pathologique en ce qui touche spécialement la
circulation et l'inflammation ; — 3° enfin les études tout à fait
récentes sur l'hématologie. Nous ne pouvons entrer plus
avant dans l'exposé de ces conquêtes de la science, si bien
résumées par ce mémoire qu'il faudrait citer tout le chapitre ; mais voici la partie des conclusions qui se rapporte
au traitement antiphlogistique : « Les détails dans lesquels
» nous venons d'entrer, dit l'auteur, suffisent pour faire
» voir combien les idées des modernes, sur la composition
» et le rôle du sang dans les maladies, diffèrent de celles
» que l'on avait au commencement de ce siècle. Ce n'est
» que dans un seul cas que nous nous rencontrons avec
» les anciens pour reconnaître les bons effets des émissions
» sanguines, c'est dans le cas d'une congestion collatérale
» assez intense pour mettre la vie ou l'intégrité d'un organe
» en danger. Par malheur, il se trouve précisément que
» les anciens ont méconnu ces congestions, les confondant
» avec le processus inflammatoire lui-même. L'étude que
» nous venons de faire des congestions vaso-motrices,
» de l'inflammation, de l'apoplexie cérébrale et des modi-
» fications que le sang subit dans les maladies, condamne
» évidemment la saignée en tant que méthode thérapeutique
» générale, et démontre qu'on doit enlever à cette méthode
» toute indication causale (contrairement aux idées des
» anciens), pour ne lui laisser que des indications morbides,
» ou même, le plus souvent, purement symptomatiques. »

Ces conclusions résument mieux que nous ne pourrions le faire toute la première partie de ce mémoire. Il n'y a eu qu'une voix, Messieurs, dans votre commission pour en louer l'ordonnance générale, la sûreté des sources, l'érudition de bon aloi et, sauf quelques réserves de détail, les conclusions. Ecrit d'un style net et précis, très-soigné dans sa rédaction, ce travail nous paraissait réunir toutes les conditions favorables que pouvait souhaiter votre compagnie. Aussi quelle n'a pas été notre douloureuse surprise quand, à la lecture des deux derniers chapitres, nous nous sommes trouvés en présence d'une difficulté insurmontable. L'auteur s'y prononce pour une méthode exclusive de traitement dont la majorité de votre commission et la Société ont décidé que le rapport public ne parlerait pas.

Le mémoire n° 6 est la contre-partie du précédent; l'auteur se déclare très-résolûment favorable à l'emploi des saignées; il ne leur voit d'autres contr'indications que celles d'un état général caractérisé par l'anémie poussée à une limite telle que, cette hypohémie mettant par elle seule les jours du malade en danger, toute considération tirée d'un autre état pathologique en devient accessoire. La devise donne dès le début la note dominante et l'idée principale de ce travail; elle est ainsi conçue : « *Il est à craindre que* » *nous n'apprenions bientôt à nos dépens les inconvénients* » *de l'abstention systématique des émissions sanguines, après* » *avoir antérieurement appris les dangers de l'exagération* » *de leur emploi.* » (Valshe cité par Leudet, de Rouen.)

Ces dangers, l'auteur, dans quelques parties de son travail, n'a pas paru en tenir un compte suffisant : lorsqu'il se prononce, par exemple, pour l'affaiblissement systématique des malades dans la pneumonie et le rhumatisme, le mémoire n° 6 nous reporte à plus de cent ans en arrière, et si l'ensemble répondait aux mêmes préoccupations, toutes les conclusions de l'auteur n'auraient pu retenir longtemps l'attention de votre commission. Réserves faites sur le point spécifié plus haut, et tout en blâmant le défaut de distinction entre les espèces si diverses réunies sous le nom générique de pneumonie, d'apoplexie cérébrale, etc., les autres parties du mémoire n° 6 nous ont paru mieux appuyées.

La discussion des données physiologiques, dont l'auteur combat les exagérations et fait ressortir les dangers, si une généralisation trop hâtive tentait d'utiliser des faits mal connus et insuffisamment élaborés, les reproches adressés à la méthode numérique, reproches qui n'empêchent pas l'auteur de faire sa petite statistique, tant est grande cette tentation de jouer avec les chiffres, dénotent un grand sens critique et une répugnance à se laisser dompter par des arguments insuffisants.

Pour tout dire, en un mot, ce mémoire serait très-bon si la question posée par vous eût été la suivante : « Les données de la science moderne sont-elles à ce point certaines qu'elles doivent empêcher le praticien d'avoir recours à la saignée dans aucun cas? » L'auteur fournit, en effet, tous les arguments contre une réponse affirmative à cette question ; il les a développés avec soin et en bon style. De même pour ce qui regarde les toniques dont le mode d'action et l'emploi constant dans toutes les phlegmasies seraient évidemment peu rationnels et même dangereux. Mais ce n'était là qu'un côté de la question, et quelque importance qu'il convînt de donner à cette partie, elle ne devait dans aucun cas primer les autres : surtout elle ne saurait pousser vers une conduite absolument opposée aux données actuelles de la clinique. Tout en regrettant cette exagération, votre commission n'en a pas moins pensé qu'il convenait de marquer sa satisfaction pour la partie de ce travail relative à la critique, en conseillant à l'auteur de se garder des systématisations absolues, toujours à rejeter, et contre lesquelles la science moderne proteste avec raison.

L'auteur du mémoire n° 8, qu'il nous reste à analyser, ne s'y est pas trompé, et toutes les raisons des modernes contre l'ancienne thérapeutique toutes les données sur lesquelles repose l'éclectisme actuel ont trouvé place dans ce travail, qui, par sa bonne division, par les justes développements donnés à chaque partie, enfin par ses conclusions, empreintes comme le mémoire tout entier d'un grand sens pratique, a réuni tous les suffrages de votre commissisn.

Une étude historique d'une dizaine de pages sert d'introduction ; puis l'auteur aborde immédiatement l'examen des causes du discrédit dans lequel sont tombées les émissions sanguines et, partant du point de vue physiologique, établit l'influence réelle de la saignée sur les principales fonctions. Après un relevé des erreurs pathologiques des anciens et des dangers de la saignée, nous trouvons un exposé des indications et contre-indications de ce moyen : exposé qui eût gagné à être plus condensé et que quelques observations personnelles trop incomplètes viennent surcharger inutilement. La notion positive qui se dégage de cette étude se trouve résumée dans les deux phrases suivantes, que nous croyons devoir citer textuellement : « On » peut dire que la saignée générale n'a qu'une indication » positive : supprimer dans un organe intérieur une con- » gestion ou une stase sanguine survenue rapidement et » menaçant immédiatement la vie du malade. »

La seconde phrase répond directement à la question posée; la voici : « La saignée est un serviteur tyrannique, » dont les secours sont payés trop cher pour qu'on y ait » recours sans mettre en balance l'avantage qu'on en reti- » rera avec les dangers auxquels il expose. »

Dans la seconde partie du travail, la question de la subs-

titution des toniques aux antiphlogistiques est traitée de la même façon. Après avoir étudié l'action des principaux agents toniques, l'auteur établit leur indication, et donne un aperçu des circonstances qui contre-indiquent leur emploi. Comme la précédente, cette partie est traitée dans un excellent esprit, plus soucieux de la pratique réelle que des théories exclusives, et pour vous en donner une preuve, nous ne saurions mieux faire que de reproduire le passage suivant. L'auteur termine ainsi le résumé des indications de la saignée et des toniques : « De plus, dans une même
» maladie, les émissions sanguines peuvent être utiles à telle
» époque, les toniques nécessaires à une autre. Enfin,
» quand on s'est cru obligé de recourir, dans une affection
» aiguë, aux émissions sanguines ou à toute autre méthode
» spoliative, il faut toujours se tenir prêt à administrer les
» toniques si la dépression a dépassé le but. » On aurait pu ajouter : ou si la marche de la maladie amène par elle-même un semblable résultat.

Enfin, Messieurs, les conclusions qui terminent ce mémoire répondent complétement, comme vous allez le voir, à la question; les voici dans leur entier : « Si dans ces
» derniers temps on a généralement délaissé les émissions
» sanguines en les réservant comme moyen d'exception,
» cela peut s'expliquer en partie, il est vrai, par quelques
» modifications dans les habitudes sociales de notre époque,
» qui ont peu à peu réagi sur la constitution moyenne des
» individus, surtout autour et à l'intérieur des villes; mais
» la cause fondamentale de cet abandon provient de la trans-
» formation progressive subie par la médecine qui, chaque
» jour, redresse quelque erreur des anciens, ou crée de
» nouvelles ressources thérapeutiques.

» Quant à la substitution des toniques aux antiphlogisti-
» ques, maintenue dans les limites de la saine observation,
» sans s'ériger en système exclusif, elle n'est qu'une con-

» séquence de ces investigations précises dont notre époque
» cherche à reprendre le cours, suivant le sage précepte
» de Baglivi : *Medicus enim naturæ minister et interpres ;*
» *quidquid meditetur et faciat si naturæ non obtemperat na-*
» *turæ non imperat.* »

Cette phrase qui termine le travail, et que l'auteur a
placée également comme devise au début de son étude, est
on ne peut mieux choisie ; car, empruntée à l'un des hommes
qui ont le plus revendiqué les droits de l'observation, elle
n'a jamais été moins contestée que par l'école clinique
moderne.

A l'unanimité, votre Commission a décidé de donner la
première place à ce Mémoire, conçu dans un excellent
esprit et plein de sens pratique, mais en regrettant quelques négligences de style bien excusables dans un travail
d'aussi longue haleine.

Elle vous propose aussi de décerner une mention hono-
rable au Mémoire n° 6, dont les conclusions ne sauraient
être acceptées, mais seulement à titre d'encouragement.

Tels sont, Messieurs, analysés aussi exactement que pos-
sible, les mémoires envoyés à la Société sur la question
posée.

Vous voyez, par leur nombre et par leur valeur, combien
l'étude que vous proposiez répondait aux préoccupations
du public médical, et le rapporteur s'estimerait heureux
s'il pouvait vous exprimer tout l'intérêt avec lequel la
Commission a suivi les concurrents dans leur œuvre.

C'est qu'en effet, Messieurs, une semblable question touche aux problèmes les plus intéressants que puisse se poser
l'esprit du médecin. Les affections qu'elle englobe dans une
même dénomination sont les plus fréquentes, les plus

répandues, elles s'observent à tous les âges, dans tous les pays, au milieu de toutes les conditions, et leur importance est telle que, dans l'exposé didactique de la pathologie, elles viennent avant toutes les autres. Enfin, par leur marche et leur évolution, ces maladies offrent le tableau le plus mobile en apparence, la succession la plus rapide des indications. L'esprit du médecin praticien doit s'efforcer d'abord de les saisir, de les remplir ensuite, et cela en temps opportun ; car, si dans certains cas l'expectation est le dernier mot de la sagesse, dans d'autres elle deviendrait dangereuse, et, disons-le, coupable même.

C'est de ces maladies surtout que l'on a pu dire justement que l'occasion était fugitive, et le père de la médecine traçait déjà par ces mots le devoir tout de vigilance attentive qui s'impose au médecin.

Cet aphorisme d'Hippocrate, placé comme un suprème hommage au fronton de nos écoles, signale aux élèves, dès leurs premiers pas dans la carrière, les longues études qu'exige l'art qu'ils viennent apprendre et la difficulté des jugements qu'ils seront appelés à porter.

Certes, Messieurs, il faut reconnaître que jamais avertissements ne furent moins trompeurs, car la science étend chaque jour son domaine, exigeant par là plus de travail ; et si jamais le jugement fut difficile, c'est assurément lorsque la clinique vint proclamer, non pas qu'à telle maladie convenait toujours tel traitement, mais que chaque malade, pour ainsi dire, exigeait un traitement particulier.

On pourrait même se demander si de pareilles conditions ne sont pas au-dessus de l'intelligence humaine, et si des difficultés aussi grandes ne peuvent pas éloigner de l'art de guérir beaucoup de bons esprits hésitant à entreprendre une aussi lourde tâche.

Le résultat de votre Concours montre que ces craintes seraient chimériques. La médecine devient plus difficile, cela est vrai ; mais par la satisfaction qu'elle donne chaque jour davantage à la raison, par la grandeur et l'élévation du but qui augmentent sans cesse, enfin, par le stimulant toujours renouvelé de ses découvertes, elle porte en elle tous les attributs qui font de la clinique une des branches les plus importantes du savoir humain. Il faudrait vraiment désespérer de notre espèce, si de pareilles conditions devaient un jour ne plus toucher les facultés les plus éminentes de celui qui s'intitule le roi de la création.

Mais, il n'en sera pas ainsi ; le flambeau de la science, que les générations se transmettent l'une à l'autre, toujours plus brillant, trouvera de vaillantes mains pour le porter ; les notions encore obscures seront éclairées de sa lumière, et l'évolution qui conduit la médecine au rang des sciences véritablement dignes de ce nom se continuera à travers les âges à venir, comme elle a commencé dans le passé. Vous en avez pour garant ce passé si fécond et le présent plein d'espérances dont tous, et dans la mesure de nos forces, nous devons hâter la réalisation.

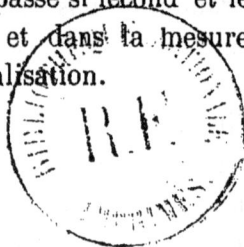

Toulouse.— Imp. DOULADOURE.

www.ingramcontent.com/pod-product-compliance
Lightning Source LLC
Chambersburg PA
CBHW070742210326
41520CB00016B/4544